ÉTUDE

SUR LA

PROPORTION CENTÉSIMALE

DE L'ACIDE CARBONIQUE DE L'AIR EXPIRÉ

DANS DIFFÉRENTES ESPÈCES DE DYSPNÉES

PAR

M. PAUL DEFOND

DOCTEUR EN MÉDECINE

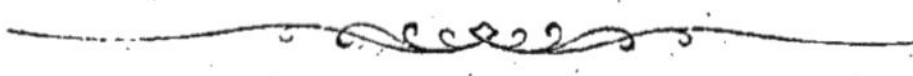

LYON

IMPRIMERIE DE LA PROVINCE

L. DUC & F. DEMAISON

Éditeurs de l'Académie des Lettres de la Province

101, Grande rue de la Guillotière, 101

1882

ÉTUDE

SUR LA

PROPORTION CENTÉSIMALE

DE L'ACIDE CARBONIQUE DE L'AIR EXPIRÉ

DANS DIFFÉRENTES ESPÈCES DE DYSPNÉES

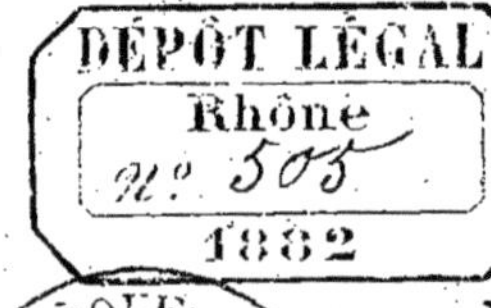

PAR

M. Paul DEFOND

DOCTEUR EN MÉDECINE

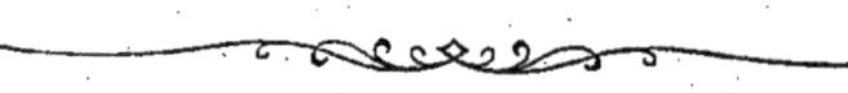

LYON

IMPRIMERIE DE LA PROVINCE

L. DUC & F. DEMAISON

Éditeurs de l'Académie des Lettres de la Province

101, Grande rue de la Guillotière, 101

1882

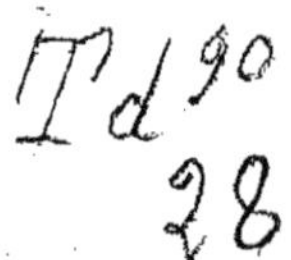

A LA MEILLEURE DES MÈRES

A MON EXCELLENT PÈRE

Puisse ce modeste hommage les dédommager de tous les sacrifices qu'ils ont faits pour moi.

A MA SŒUR Jeanne-Pauline DEFOND

A MES FRÈRES

Que nos cœurs soient toujours unis.

A MA FAMILLE

Amitié, Dévouement.

A TOUS MES PARENTS

A TOUS MES AMIS

A LA MÉMOIRE VÉNÉRÉE

DE MA

GRAND'MÈRE Catherine PERROT

Que j'ai tant aimée.

A LA MÉMOIRE VÉNÉRÉE

DE MON

GRAND-PÈRE Paul DEFOND

Piété et Reconnaissance filiales. Regrets éternels.

A LA MÉMOIRE

DE MON COUSIN Louis DEFOND

A MON GRAND-PÈRE François PERROT

A MA BONNE TANTE VICTOIRE DEFOND

*Qui n'a cessé de me prodiguer, dès ma plus tendre enfance,
des conseils maternels.*

CONSIDÉRATIONS PRÉLIMINAIRES

Le poumon est une sorte de glande chargée de l'excrétion de l'acide carbonique. Deux grands facteurs influent sur cette excrétion : 1° la quantité d'acide carbonique produit dans l'économie et apporté à la glande par la circulation ; 2° le mode de fonctionnement de la glande elle-même. Etudions ces facteurs d'un peu près.

§ I. *Production de l'acide carbonique.*

La production de l'acide carbonique est augmentée dans beaucoup d'états physiologiques et pathologiques, par exemple par l'exercice musculaire, par le froid, par la fièvre, etc.; le sang, pour un même volume, en renferme alors davantage. Ce gaz y est contenu sous deux états : 1° à l'état de combinaison ; 2° à l'état de dissolution. Le sang étant alcalin, une portion de l'acide carbonique est unie à des bases et forme avec elles une combinaison qui n'obéit pas à la loi de Dalton. D'après les expériences de M. Sestchenow, la proportion de l'acide carbonique combiné et qui n'est pas expulsé par le vide seul, ne serait que la dixième ou la douzième partie de l'acide carbonique simplement dissous ou *faiblement* combiné, qui peut être expulsé par le vide.

Le sang qui contient du carbonate de sodium renferme aussi du phosphate, et l'on sait que ces sels peuvent dissoudre l'acide carbonique, de manière à former un carbonate acide.

En présence du phosphate qui tend à devenir acide, ce bicarbonate est nécessairement très-peu stable, et il doit s'établir entre ces deux sels un équilibre facile à rompre par des changements de température et de pression. En ce qui concerne cette portion de l'acide carbonique faiblement combiné, les expériences de M. Fernet ont démontré que le sérum se comporte exactement comme ferait une solution de carbonate et de phosphate de sodium renfermant ces sels dans la proportion où ils sont contenus dans le sérum.

Une autre portion de l'acide carbonique est simplement dissoute dans le sang, et cette solution doit se comporter comme se comporterait une vraie solution d'acide carbonique. Le sang cède à l'air, par diffusion, une portion de l'acide qu'il renferme, et la rapidité avec laquelle il perd son acide carbonique à une température donnée, dépend du temps, de la pression et de la tension de l'acide carbonique dans l'air avec lequel il est en contact. Pour ne considérer que cette dernière condition, il est évident que le sang perdra son acide carbonique d'autant plus facilement que la tension *partielle* de ce gaz dans l'air des alvéoles sera plus faible.

C'est cette dernière condition qui gouverne *principalement* les échanges de gaz carbonique dans les alvéoles pulmonaires (1).

§ II. — *Rôle du poumon dans le dégagement de CO_2.*

On a cru autrefois que le tissu du poumon renfermait un acide qui favorisait le dégagement de CO_2. Mais cette hypothèse a été justement abandonnée, et l'on peut dire aujourd'hui que ce rôle consiste simplement à diminuer, au moment de l'inspiration, la tension *partielle* de CO_2 dans les alvéoles, de sorte que cette tension, devenant à ce moment plus faible que celle du sang des capillaires pulmonaires, le dégagement du gaz ait lieu, comme nous l'avons dit plus haut.

D'après les expériences fort précises de MM. Volffberg, Strassburg, Nussbaum (2), on doit évaluer à environ 4 o/o la proportion de CO_2 dans l'air des alvéoles avant le début de l'inspiration. Ce chiffre, inférieur à celui qui avait été indiqué par Vierordt, Becher, P. Bert, est le résultat du dosage du gaz obtenu en cathétérisant une bronche et en retirant par aspiration l'air contenu dans les fines bronches et les alvéoles. Si l'al-

---

(1) Nous disons *principalement* et non exclusivement parce qu'une partie de CO_2 étant dans le sang à l'état de combinaison perd *certainement* son acide carbonique plus lentement et plus difficilement qu'une solution de gaz dans l'eau.

(2) Volffberg. *Archiv. f. Gesammt Physiol.* V.
Strassburg. — — VI.
Nussbaum. — — VII.

véole se dilate du tiers, la teneur de son contenu en CO_2 deviendra inférieure à 3 o/o pendant tout le temps que durera cette diminution de pression, il passera du gaz carbonique dans l'alvéole, et, ainsi que nous l'avons dit en commençant, il en passera, toutes choses égales, d'autant plus que l'excès de CO_2 dans le sang des capillaires pulmonaires sera plus considérable, et que la diminution de tension partielle de CO_2 dans l'alvéole sera plus considérable.

Voici une expérience que j'emprunte au mémoire bien connu de Lossen et qui montre l'influence d'une ventilation exagérée sur l'excrétion d'acide carbonique.

Dans cette expérience, l'auteur a d'abord fait une série de respirations avec un rhythme de 10 par minute. Chaque expiration était de 443 c. c. ; puis en continuant exactement d'expirer la même quantité (443 c. c.) il fait une série de 30 respirations par minute.

Voici les résultats :

Fréquence de la respiration de	10 à	30	o/o
Volume d'air en une heure	264	800	300
Volume d'une expiration	443	443	100
CO_2 dans un litre d'air (en volume)	5	2, 2	44
CO_2 en une heure			132
CO_2 dans une expiration			44

On voit que, par heure, avec cette ventilation excessive, le volume de CO_2 devient 132 (en le supposant égal à 100) lorsqu'il n'y avait que 10 respirations par minute.

Les résultats sont différents si l'*amplitude* de l'expiration n'est pas réglée. Dans ce cas, on voit qu'une fréquence trop grande de la respiration met au contraire obstacle à une bonne ventilation. L'excrétion de CO_2 n'est plus que les 98 o/o du chiffre obtenu dans la première série. A la vérité, ce.te difference est négligeable.

Fréquence de la respiration	10	30	o/o
Volume d'air en une heure	252	484	145
Volume d'une expiration en c. c.	558	269	48
CO_2 dans un litre d'air (en volume)	4,5	3	67
CO_2 en une heure			98
CO_2 dans une expiration			33

Fünke a donc commis une grosse erreur en disant : Tout accroissement de la quantité d'air exhalée, soit par augmentation de la fréquence, soit par augmentation de l'amplitude, a pour conséquence un accroissement de quantité de CO_2 exhalé, et inversement. L'expérience précédente montre nettement le contraire.

§ III

Un grand nombre de physiologistes ont publié d'importants travaux sur l'exhalation de CO_2, mais presque tous se sont naturellement préoccupés presque exclusivement de la question la plus importante, à savoir la quantité de CO_2 exhalée en un temps donné et ses variations sous diverses influences ; il serait tout à fait hors de notre sujet de rappeler ces travaux. Nous ne ferons même pas l'historique des recherches sur la proportion centésimale du CO_2 dans l'air expiré, nous bornant, comme l'indique le titre de notre thèse, au cas particulier de la dyspnée; les travaux de Doyère, d'Hervier de Saint-Lager ne seront donc pas rappelés ici.

Il n'en est pas de même de l'important travail de M. Regnard (1); car dans ses belles recherches sur les combustions respiratoires, il ne s'est pas seulement attaché à déterminer les variations qui se produisent dans les maladies, entre l'oxygène absorbé et l'acide carbonique exhalé, mais il a aussi déterminé chez un grand nombre de malades, parmi lesquels plusieurs étaient évidemment dyspnéiques, la proportion d'acide carbonique dans l'air expiré. Seulement, à son point de vue, cette détermination n'était que fort accessoire. Car, pour la détermination quantitative des combustions expiratoires, ce qui importe c'est le chiffre absolu d'acide carbonique exhalé en 24 heures, quelle que soit la proportion centésimale d'acide carbonique; de même que pour l'appréciation des modifications qualitatives des combustions, ce qu'il faut connaître, c'est le rapport d'acide carbonique exhalé à l'oxygène absorbé.

Les renseignements que nous donne la proportion centésimale de CO^2 sont d'un autre ordre; ils ont simplement une valeur seméiotique; mais bien qu'elle ne puisse pas servir à établir le bilan de la nutrition chez le dyspnéique, elle mérite cependant de fixer l'attention du médecin.

A priori on pouvait croire que, dans la dyspnée, la proportion de CO^2 augmente dans l'air expiré. Quoi de plus

---

(1) *Recherches sur les Combustions respiratoires*. Paris, 1879.

naturel que de supposer que chez un dyspnéique, dont le sang est chargé de CO_2, ce gaz est en proportion abondante dans l'air expiré ? Eh bien ! les faits démontrent le contraire.

En 1880, M. Gréhant fit paraître un remarquable mémoire sur la diminution centésimale de CO_2 dans l'air expiré chez le chien atteint de bronchite (1), et tout récemment il a publié, avec M. Quinquaud, une note sur quelques faits recueillis chez l'homme. (2)

Nos expériences chez le chien, dans *plusieurs espèces de dyspnées*, témoignent dans le même sens ; nos dosages de l'air expiré chez l'homme ne donnent pas des résultats moins nets. Il s'agit donc d'une loi générale qui n'offre que peu d'exceptions et qui peut être formulée de la manière suivante : Dans la plupart des dyspnées, la proportion centésimale de CO_2 diminue dans l'air expiré.

Nos expériences et nos dosages ont été faits dans le laboratoire de la clinique médicale. Notre ami Eymonnet, chef des travaux chimiques de ce laboratoire, a bien voulu nous apporter le secours de son habileté dans les pesées délicates que nous avons eu à faire.

Nous suivrons dans l'exposé de notre sujet le plan suivant :

Dans un premier chapitre, nous exposerons les méthodes employées pour recueillir et doser le CO_2 dans l'air

---

(1) *Journal de l'Anatomie et de la Physiologie.*

(2) Compte-rendu de la Société de Biologie 1882.

expiré, et notamment la manière dont nous avons procédé.

Dans un deuxième chapitre, nous relaterons nos expériences, et nous terminerons par quelques réflexions qu'elles nous ont suggérées.

Notre savant maître, M. le professeur Lépine, dont la bienveillance est si connue de tous ses élèves, nous a inspiré l'idée de ce sujet ; il a pris une part puissante à son élaboration ; qu'il veuille bien recevoir ici l'expression de tous nos remerciements et de notre bien vive gratitude.

CHAPITRE I

MÉTHODES DE DOSAGE DE L'ACIDE CARBONIQUE

———

Nous ne nous arrêterons pas aux méthodes anciennes employées par Allen et Pepys, Brunner et Valentin, Regnault, etc., dont la description se trouve dans tous les traités de physiologie. Nous rappellerons seulement celle de MM. Andral et Gavarret, dont les méthodes récentes de MM. Regnard et Gréhant ne sont que des dérivés.

MM. Andral et Gavarret, dans leurs mémorables recherches sur l'acide carbonique exhalé par l'homme dans l'exercice de ses diverses fonctions physiologiques (1), ont eu pour premier soin, en construisant léur appareil, de le rendre tel qu'il ne gênât pas la respiration.

Un masque hermétique s'appliquait au dehors, et l'air

---

(1) Ils devaient même étendre leur travail à la pathologie ; cette dernière partie n'a pas été exécutée.

expiré était conduit dans des ballons de verre, où le vide était préalablement pratiqué. L'air s'emmagasinait donc dans ces ballons, où des thermomètres indiquaient sa température.

Les récipients avaient de 100 à 150 litres de capacité, et la respiration s'y faisait sans effort, puisqu'on pouvait régler par un robinet le tirage que provoquait le vide intérieur, et que, de plus, le sujet ne respirait jamais que de l'air pur qui ne passait qu'une seule fois à travers les poumons.

Quand les gaz étaient recueillis ainsi, on les portait au laboratoire, et là, grâce à un aspirateur formé de trois autres ballons de même capacité et vides d'air, on faisait passer l'air expiré bulle à bulle à travers une série de tubes à ponce sulfurique et à potasse, dont l'augmentation de poids indiquait la quantité de vapeur d'eau et de CO_2 produits. De plus, on notait le temps que le sujet avait mis à respirer la quantité de gaz qu'on avait recueillie.

Ce procédé est excellent pour doser l'acide carbonique exhalé dans une quantité d'air donnée ; mais les appareils employés par M. Regnard et par M. Gréhant sont d'un maniement plus facile.

Voici comment M. Regnard a procédé : 1° pour recueillir l'air expiré ; 2° pour en faire l'analyse.

1° Il recueillait l'air expiré en appliquant un ferme-bouche au sujet de l'expérience ; à la suite du ferme-bouche, se trouvait placé un gros tube conduisant dans un tube à deux boules, et de là dans un sac en caoutchouc ; ce sac avait une capacité de 200 litres, et le malade mettait plus d'une demi-heure à le remplir.

Pour connaître le volume d'air expiré et de CO² produit, il mettait le sac contenant l'air expiré en rapport avec une série de barboteurs, contenant une solution concentrée de potasse caustique. L'air, dépouillé de CO², traversait un compteur de précision, pouvant le jauger à 10 c. cubes près. Le passage de l'air à travers les liquides et le compteur était provoqué par l'aspiration d'une petite trompe d'Alvergniat. Une soupape de Müller réglait le débit de l'air, qui ne traversait l'appareil que bulle à bulle; puis il portait la potasse qui avait servi à son expérience dans un appareil spécial.

Le procédé pour doser l'acide carbonique contenu dans la potasse au moyen de la pompe à mercure lui est commun avec M. Jolyet.

L'appareil de ces messieurs se compose d'un ballon à deux tubulures baignant dans l'eau chaude et en rapport par l'une de ses tubulures avec la pompe à mercure, et par l'autre avec un tube à robinet plongé dans l'eau. Ils introduisent dans ce ballon toute leur solution de potasse, après avoir fait le vide complet. Les gaz autres que le CO² combiné se dégagent immédiatement; en deux ou trois coups de piston on peut les expulser de l'appareil.

A côté de la pompe se trouve un deuxième ballon de capacité exactement connue, dans lequel on a fait un vide relatif. La pression dans ce ballon est indiquée par un manomètre. Un tube à robinet permet de mettre le récipient en communication avec la pompe.

Dans le premier ballon à deux tubulures, on introduit, par la tubulure à robinet, de l'acide chlorhydrique. Le CO² se dégage, et il est facile de le faire passer à coups de pompe dans le deuxième ballon en communication avec le manomètre. La colonne du manomètre descend d'une certaine quantité, et les corrections de température et de pression effectuées, on connaît par le calcul la quantité de CO_2 qui avait été envoyée dans le ballon ; cette quantité est toujours proportionnelle à la différence entre les deux colonnes.

M. Gréhant a employé deux soupapes à eau de Müller, l'une servant à l'inspiration, l'autre à l'expiration, soupapes mises en rapport avec un tube qui se rendait à une muselière ou à un masque en caoutchouc. De chaque côté sont fixés deux ballons en caoutchouc munis de robinets à trois voies ; le premier renfermait 50 litres d'air mesurés au compteur, préalablement vérifié ; le second était destiné à contenir l'air de l'expiration dont le volume était apprécié par l'analyse faite à l'aide de l'eudiomètre de Mitscherlich ; cet air barbotait à travers les flacons de Woolf modifiés renfermant de la potasse et de l'acide sulfurique ; la circulation de l'air était déterminée par une trompe et un régulateur de pression à mercure ; les barboteurs étaient pesés avant et après le passage de l'air, à l'aide d'une grande balance de Deleuil, sensible au centigramme, ce qui permettait d'apprécier le poids de l'acide carbonique exhalé dans 50 litres d'air.

Ainsi que ces Messieurs, dans un premier temps nous recueillons l'air expiré ; dans un second temps nous faisons l'analyse de cet air.

Il est beaucoup moins facile qu'on se l'imagine de recueillir l'air expiré. On a fait pour cela une quantité considérable de muselières et de masques. Il n'y a pas

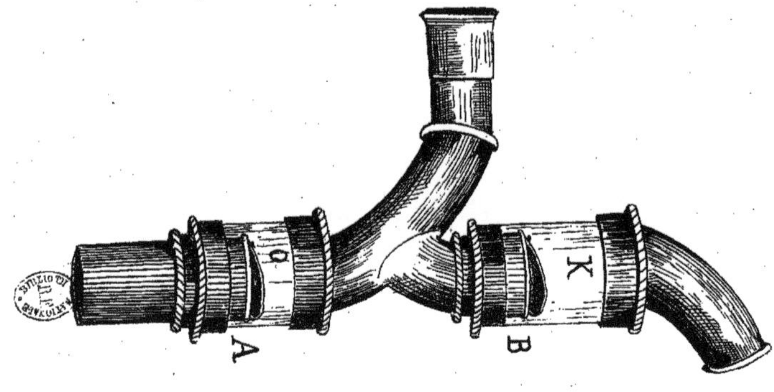

A
B
D
K

de muselière qui puisse tenir sur un individu portant sa barbe, et il se perd souvent dans ces conditions plus d'air qu'il n'en pénètre dans l'appareil. M. Régnard a imaginé un appareil qui sert à ajuster le tube des pompes à air dans la bouche des plongeurs et des scaphandriers. C'est le ferme-bouche de Denayrouse, composé d'une simple lame de caoutchouc de forme ovale percée d'un trou à son centre. Dans ce trou se trouve engagée une canule en métal doré. La plaque de caoutchouc se place dans la bouche entre les dents et les joues. Cet appareil est très-ingénieux, mais il faut changer le ferme-bouche pour chaque malade, afin d'éviter toute propagation de maladies d'un sujet à l'autre.

Nous avons employé une simple embouchure en verre du calibre de un centimètre et demi de diamètre ; cette embouchure est évasée à son extrémité et légèrement aplatie. Elle se place dans la bouche du sujet en expérience, entre les dents et les joues. Les lèvres s'appliquent exactement sur l'embouchure et empêchent toute déperdition de l'air expiré.

Le tube du côté opposé à l'embouchure est mis en rapport par un tube de caoutchouc très-court avec un petit appareil à soupape (Voir le dessin) qui se compose d'un tube en métal recourbé aboutissant à une cage de verre O, munie à sa partie inférieure d'une soupape à inspiration A fixée sur un tube ouvert librement.

A droite et au-dessus de la cage de verre, de la hauteur de un centimètre et quart et d'un diamètre plus large que la soupape de quelques millimètres seulement, se trouve un second tube en métal recourbé en sens inverse du premier et communiquant avec lui ; ce tube aboutit à une deuxième cage de verre K, semblable à la première et fermée inférieurement par une deuxième soupape B (expiration). La cage K est surmontée d'un tube en métal communiquant avec un ballon en caoutchouc de la capacité de vingt-cinq litres.

Veut-on faire respirer un sujet, on ferme les narines de ce dernier avec une petite pince, ou simplement avec les doigts, puis on place l'embouchure dans la bouche.

Pendant l'inspiration, la soupape A se soulève, et l'air atmosphérique pénètre dans la cage O, et de là dans le poumon. La soupape B est attirée de haut en bas et ferme hermétiquement.

Pendant l'expiration, le jeu des soupapes est inverse ; la soupape A est fermée, celle de B s'ouvre, et l'air expiré se recueille dans le ballon (1).

Nous avons essayé différentes soupapes ; d'abord des soupapes en caoutchouc, puis des soupapes en papier-carton recouvert d'une fine peau de gant ; ces dernières remplissaient toutes les conditions de légèreté nécessaires ; mais la vapeur d'eau contenue dans l'air expiré faisant décoller le papier-carton de la peau de gant, la fermeture n'était plus hermétique ; nous avons fini par adopter des soupapes en métal, très-minces, fixées par une charnière d'une grande mobilité. Nous nous sommes assuré qu'aucune fuite de gaz ne pouvait exister en plaçant, pendant l'expiration d'un sujet, une bougie allumée sous la soupape d'inspiration. La flamme n'ayant

(1) Cet appareil a été construit par M. J. Lépine, fabricant d'instruments de chirurgie à Lyon.

pas dévié, nous sommes sûr que tout l'air exhalé se rend dans le ballon.

Nous ne mettions le sac en caoutchouc en rapport avec notre appareil, que lorsque la respiration avait repris son rhythme normal toujours altéré au début, puis nous notions le temps mis par le malade pour remplir le ballon.

C'est ainsi que nous procédions pour recueillir l'air expiré par l'homme. Pour obtenir l'air expiré par des chiens, nous pratiquions à ces derniers la trachéotomie, et après avoir fixé à la trachée la canule de verre recourbée à angle droit, et fixée solidement par deux ligatures, afin d'éviter la moindre déperdition d'air, nous adaptions cette canule à un tube de caoutchouc fixé à notre appareil.

Deuxième temps. Analyse.

Le sac rempli d'air était porté au laboratoire, et alors commençait le second temps, l'analyse. Pour doser l'oxygène, nous approchions notre sac de caoutchouc d'une cuve à mercure, et nous faisions une prise d'air de 80 à 100 centimètres cubes, que nous faisions passer dans une éprouvette. Nous débarrassions cet air de son acide carbonique au moyen de la potasse, puis nous dosions l'oxygène au moyen de l'acide pyrogallique. L'éprouvette graduée nous signalait la différence dans le volume de l'air, en notant d'une façon très-exacte le volume avant et après la réduction. Il ne nous restait plus qu'à faire les corrections de température et de pression, et nous avions la teneur exacte d'une certaine quantité d'air expiré en oxygène et en azote.

Nous avons employé la méthode de la pesée directe de

la potasse, avant et après l'expérience, à l'exemple de M. Gréhant. Si M. Regnard n'a pu employer cette excellente méthode, c'est qu'il pratiquait ses dosages sur deux cents litres d'air, tandis que nous n'opérions que sur vingt-cinq.

Pour doser notre acide carbonique, nous avons mis notre ballon de caoutchouc renfermant l'air expiré en contact avec deux tubes en U de grande dimension, remplis de pierre ponce imbibée d'acide sulfurique, destinés à absorber la vapeur d'eau contenue dans l'air expiré. L'appareil était ensuite mis en rapport avec deux tubes de Liebig à cinq boules ou barboteurs renfermant une solution de potasse caustique, destinée à absorber l'acide carbonique, en formant avec lui un carbonate de potasse ; puis venaient deux autres tubes à pierre ponce, imbibée d'acide sulfurique, destinée à retenir la vapeur d'eau enlevée aux barboteurs chargés d'absorber l'acide carbonique. Enfin trois tubes en U, renfermant du chlorure de calcium, servaient à absorber l'humidité provenant de l'aspirateur, devant lequel nous avions placé un flacon contenant de l'eau de baryte ; cette eau devait demeurer limpide pendant toute la durée de l'expérience. Nous avions ainsi la preuve que tout l'acide carbonique avait été absorbé par les tubes à potasse.

Ces tubes étaient tous reliés les uns aux autres à l'aide de tubes de verre et de manchons imperméables de caoutchouc. Ils formaient une chaîne partant du ballon qui contenait l'acide carbonique à analyser, et qui allait aboutir au sommet d'un vase aspirateur par l'autre extrémité.

Le passage de l'air à travers l'appareil était provoqué par un aspirateur rempli d'eau, à la partie inférieure duquel se trouvait un robinet. L'air du ballon en caoutchouc ne pouvait arriver dans ce vase qu'en traversant tout l'appareil. Chaque goutte d'eau qui s'écoulait était remplacée par un volume d'air équivalent, puisé dans l'air qu'on voulait analyser : le débit était réglé de façon à ce que l'air ne circulât que bulle à bulle.

Pour connaître la quantité d'acide carbonique contenu dans notre ballon, nous pesions exactement à une balance de précision, pouvant peser à un milligramme près, les tubes de potasse et les tubes en U contenant de la pierre ponce avant l'expérience. Celle-ci terminée, l'augmentation de poids des barboteurs représentait la quantité d'acide carbonique contenue dans l'air qui a traversé l'appareil. Quant au tube en U placé à côté des barboteurs, il avait aussi augmenté de poids par suite de la vapeur d'eau dont l'air desséché s'était chargé en traversant les tubes de Liebig à dissolution de potasse. Mais ce que le tube avait gagné en poids, le barboteur l'avait perdu ; il fallait donc restituer au tube potassique cet excédant de poids qui lui appartenait.

Si nous avions eu à notre disposition un aspirateur gradué, nous aurions connu la quantité d'air qui avait traversé l'appareil par la quantité dont s'était abaissé le niveau dans l'aspirateur ; n'en ayant pas à notre disposition, nous nous servions d'un compteur à gaz d'une grande justesse, gradué en centilitres, décilitres et litres. Nous mettions l'aspirateur en contact avec ce compteur, nous notions sur le cadran la marque indiquée, et faisant arriver de l'eau dans l'aspirateur, l'air contenu dans ce dernier était chassé dans le compteur, puis s'échappait au dehors.

L'aspirateur une fois plein nous n'avions qu'à lire sur le cadran la quantité de gaz enregistrée.

Nous notions la température et la hauteur barométrique, et après avoir fait les corrections nécessaires par un simple calcul, nous arrivions à connaître la quantité d'acide carbonique en poids contenue d'une façon exacte dans un certain nombre de litres d'air. Connaissant le poids, nous n'avions plus qu'à réduire en volume.

CHAPITRE II

DE LA QUANTITÉ CENTÉSIMALE DE CO²

DANS L'AIR EXPIRÉ A L'ÉTAT NORMAL ET A L'ÉTAT
DE DYSPNÉE

---

§ I. — TENEUR DE L'AIR EXPIRÉ EN CO²
A L'ÉTAT NORMAL

Il résulte de nombreuses observations faites par MM. Brunner et Valentin, que la quantité de CO_2 contenue dans l'air expiré est de 4,267 (minimum 2,361, maximum 5,495). M. Vierordt, qui a tenté à cet égard près de 600 expériences, est arrivé, à peu de chose près, aux mêmes résultats. L'air expiré contient, suivant lui, en moyenne 4,336 (minimum 3,358, maximum 6,220 pour 100 en volume de CO_2.

Le rhythme de la respiration, c'est-à-dire sa vitesse ou sa lenteur, a, sur la proportion de CO_2 contenue dans les produits de l'expiration, une influence marquée.

Lorsque la respiration est très-accélérée, la proportion de CO_2 diminue notablement dans l'air expiré; il semble que son exhalation n'ait pas le temps de se produire. Une respiration lente favorise, au contraire, la sortie de CO_2.

M. Vierordt fait 60 mouvements respiratoires par minute ; il n'y a que 2,4 de CO_2 pour 100 dans l'air expiré ; il fait seulement 11 mouvements respiratoires dans le même temps ; l'air expiré contient 4,34 de CO_2 pour 100 ; il conserve l'air dans les poumons pendant 20 secondes (3 mouvements respiratoires par minute) ; cet air en contient 6,5 pour 100 à l'expiration. La proportion de CO_2 contenue dans de l'air conservé dans les poumons pendant 60 secondes s'élève à 7,44 pour 100. M. Lossen a fait sur lui-même des expériences analogues (1).

Voici d'abord quelques-unes de nos expériences sur l'homme sain ; nos chiffres sont d'accord avec les chiffres classiques :

Expérience I

Jeune homme de 26 ans, poids 65 kil., prise d'air faite à 10 h. du matin. Le sac en caoutchouc, de la capacité de 25 litres, a été rempli en 3 minutes et demie. Nous avons bouché le nez du sujet en expérience, et n'avons commencé à recueillir le gaz expiré que lorsque la respiration eut repris son rhythme normal (2).

Teneur en CO_2 de l'air expiré : 3.5.

(1) Voir deux de ces expériences rapportées dans notre introduction.

(2) Par heure : Air, 428 litres.
CO_2, 15,000 c.c.

Expérience II

Jeune homme de 29 ans, poids 6o kil. Prise d'air faite à 1 h. de l'après-midi. Sac rempli en 3 minutes (1).
Teneur en CO_2 de l'air expiré : 3.3

Expérience III

Jeune homme de 28 ans, poids 70 kil. Prise d'air faite à 3 h. de l'après-midi. Sac rempli en 3 minutes 50 secondes (2).
Teneur en CO_2 de l'air expiré,   3.7.

§ II

Il existe, comme on sait, trois espèces de dyspnées essentiellement différentes au point de vue de leur pathogénie, bien qu'en dernière analyse elles résultent toutes trois d'une modification du rapport existant normalement entre l'oxygène et l'acide carbonique du sang : la première *(dyspnée d'origine pulmonaire)*, tient à ce que les alvéoles pulmonaires ne reçoivent pas un air suffisamment oxygéné (rétrécissement laryngé, etc.) ou qu'ils ne peuvent pas se développer d'une manière suffi-

---

(1) Par heure :   Air, 5oo litres.
CO_2, 17,000 c.c.

(2) Par heure :   Air, 384 litres.
CO_2, 14,200 c. c.

sante (pleurésie, pneumothorax, etc.) ; dans la seconde *(dyspnée d'origine cardio-pulmonaire)*, le conflit entre le sang et l'air des alvéoles est gêné par suite de l'état de la circulation du sang dans le poumon : ou bien le sang est retenu dans le poumon (rétrécissement et insuffisance de l'orifice auriculo-ventriculaire gauche), ou bien le ventricule droit pousse le sang à travers le poumon avec trop peu de force, etc., ou bien une embolie de l'artère pulmonaire restreint le champ de la petite circulation, etc.; enfin dans la troisième espèce de dyspnée *(dyspnée dyscrasique)*, le sang est insuffisamment oxygéné parce que ses globules ne renferment pas une quantité suffisante d'hémoglobine, par suite d'anémie, ou qu'un agent toxique (par exemple l'oxyde de carbone qui se combine avec l'hémoglobine) empêche celle-ci de se combiner avec l'oxygène. Nous grouperons nos faits sous ces trois chefs.

1° Dyspnées pulmonaires

Les expériences de M. Gréhant et de MM. Gréhant et Quinquaud se rapportent toutes à cette espèce.

Il y a diminution centésimale de CO_2 dans l'air expiré.

Voici leur observation :

Femme adulte atteinte de pleurésie avec épanchement. Mesure de l'exhalation de CO_2.

	Poids de CO^2 exhalé dans 50 lit. d'air.	Volume pour 100.
20 fév. Matité dans les 2/3 inférieurs du poumon.	0, 396	0, 402
23 » Thoracentèse.	1, 716	1, 74
25 m. Ce qui restait du liquide se résorbe.	2, 27	2, 30
3 av. Convalescence lorsque survient une bronchite.	1, 08	1, 18

Ces expérimentateurs ajoutent que si le CO^2 diminue, c'est que sa formation dans l'organisme a diminué.

Nous avons dans un cas obtenu un résultat analogue.

Salle Ste-Elisabeth n° 7. — Service de M. le professeur Lépine.

Bronchite-Emphysème. — Cyanose-Albuminurie.

X..., scieur de long, entre le 9 février dans le service. Il était oppressé depuis longtemps et toussait fortement les hivers. Depuis trois jours il tousse davantage. L'expectoration s'est subitement supprimée. Le pouls est fréquent. Température 39°. Le kermès et le benzoate d'ammoniaque ont eu pour résultat de liquifier ses crachats. On trouve dans son urine une grande quantité d'albumine. La cyanose, qui était déjà très accusée lors de son entrée, augmente. Le malade meurt le 13 février.

Autopsie. — Cœur droit dilaté, de la consistance du caoutchouc, cœur gauche un peu atrophié. Emphysème-type. Bronches pleines de pus. Les deux bords postérieurs des poumons présentent de la congestion et de la broncho-pneumonie. Foie hypérémié. Rate congestionnée.

Nous faisons une prise d'air à ce malade 24 heures avant sa mort. Il était dans un tel état d'asphyxie que nous n'avons pas pu lui boucher le nez (1).

---

(1) Par ce motif, nous ne savons quelle quantité d'air il expirait par heure.

Sac rempli en 12 minutes 20 secondes.

Teneur en CO_2 de l'air expiré : 1,2.

Nous n'avons pas multiplié beaucoup les observations sur les malades à cause de la difficulté qu'elles présentent ; d'ailleurs nous avions peu à faire après MM. Gréhant et Quinquaud. Nous sommes heureux de voir que notre résultat sur le malade concorde avec ceux de ces expérimentateurs, publiés dans une note à l'Institut, (mai 1882).

EXPÉRIENCES

Toutefois, dans différentes expériences sur l'asphyxie produite sur des chiens, par la compression de la trachée, et en déterminant une asphyxie *prononcée* nous n'avons pas obtenu une diminution de la proportion centésimale de CO_2 constatée dans l'expérience suivante de MM. Gréhant et Quinquaud :

Injection de nitrate d'argent dans le poumon
(Solution à 1 pour 100)

	Poids de CO_2 pour 50 litres.	Volume pour 100 [1]
Chien à l'état normal.	3, 03	3, 08
5 déc. Injection de nitrate d'argent.	1, 54	1, 56
7 » Râles sous crépitants.	1, 648	1, 76
Râles moins nombreux. {	2, 03	2, 06
	1, 998	2, 02
	2, 44	2, 46
	3, 04	3, 08

(1) Ces Messieurs ont donné en poids la quantité de CO_2 qu'ils ont obtenue dans leurs expériences. Nous avons transformé le poids en volume.

On voit donc qu'à mesure qu'arrive la guérison, le CO_2 augmente dans l'air expiré.

On peut apprécier l'état de la lésion par le dosage de CO_2.

Une seconde expérience sur une personne affectée de pleurésie, et prise de bronchite pendant sa convalescence, montre qu'avec la bronchite le CO_2 rediminue dans l'air expiré.

Expériences personnelles

Chien à l'état normal du poids de 9 kil. Prise d'air pratiquée aussitôt après l'ouverture de la trachée. Ballon rempli en 6 minutes 20 secondes (1).

Respirations par minute.   . .   16
Teneur en CO_2 de l'air expiré.   2.9

ASPHYXIE AIGUE

Nous appliquons au chien ayant servi à l'expérience précédente, une pince sur le caoutchouc adapté à la canule.

Ballon rempli en 8 minutes 10 secondes. Au début de l'expérience, le chien a 16 respirations par minute, puis 20. Il est pris de violentes convulsions, et les mouvements respiratoires s'élèvent à 30 et 35 par minute.

Le chien détaché après l'expérience fait de profondes inspirations et titube en marchant (2).

Teneur en CO_2 de l'air expiré, 3,8.

---

(1) En une heure :   air, 238 lit.
                    CO_2, 6900 c. c.

(2) En une heure :   air, 187 lit.
                    CO_2, 7100 c. c.

ASPHYXIE LENTE

Chien ayant servi à l'expérience de l'asphyxie aiguë. On applique une pince sur le caoutchouc adapté à sa canule une heure avant de faire la prise d'air.

à 3 h. 1/2   Respirations par minute. Pouls   fémoral

		Respirations par minute	Pouls fémoral
3	35	15	45
3	40	16	50
4	»	17	55
4	5	19	70
4 h. 1/4		20	75
4	25	30	78
4 h. 1/2		32	80

On fait à ce moment une prise d'air, et nous remplissons le le ballon en dix minutes (1).

Teneur de CO_2 dans l'air expiré, 3,4.

ASPHYXIE PLUS ACCENTUÉE

Expérience d'asphyxie plus accentuée sur le même chien atteint de broncho-pneumonie. Au début de l'expérience, 17 respirations par minute, 22 à la fin. Pouls, 85, 92 très petit, à peine perceptible. Température 36°8.

Autopsie. Trachée très-congestionnée avec nombreuses taches d'ecchymoses à la partie supérieure. Mêmes signes dans les grosses bronches. Tout un lobe pulmonaire est congestionné, œdèmateux, atelectasié. Mêmes signes à la partie inférieure des deux autres lobes.

Ballon rempli en 11 minutes (2).

Teneur en CO_2 de l'air expiré, 3,2.

(1) Par heure :   Air, 187 litres.
CO_2 6,000 c. c.

(2) En une heure :   Air. 136 litres.
CO_2, 4,350 c. c.

Nous avons fait différentes prises d'air chez des chiens
en faisant obstacle à la respiration. Tantôt nous com-
primions le tube conduisant au ballon de l'inspiration,
tantôt celui conduisant au ballon d'expiration ; nous
n'avons pas trouvé de différence sensible dans les deux
expériences entre le CO_2 exhalé dans les deux temps de
la respiration.

OBSTACLE A L'EXPIRATION

Chien de 12 kil. auquel nous avons fait une prise d'air en
comprimant le tube se rendant au ballon d'expiration. Le ballon se remplit en 10 minutes.

La soupape d'inspiration se soulève avec force, tandis que la
deuxième se soulève à peine.

Le chien s'asphyxie pendant l'opération.

Le cœur bat avec force, mais lentement.

Notons quelques convulsions à la fin de l'expérience (1).

Teneur en CO_2 de l'air expiré : 4.3.

OBSTACLE A L'INSPIRATION

Nous faisons une deuxième prise d'air sur le même chien, un
quart d'heure après.

Nous appliquons une pince pour comprimer le tube se rendant au ballon d'insp'ration.

La soupape d'expiration se soulève avec peine. Celle de l'inspiration se soulève avec encore plus de difficulté.

Ballon rempli en 10 minutes (2).

Teneur de CO_2 dans l'air expiré : 4.4

(2) En une heure : air, 150 lit.
CO_2, 6400 c. c.

(2) En une heure : air, 150 lit.
CO_2, 6550 c. c.

Les faits précédents prouvent que lorsque l'asphyxie est suffisante et qu'il y a par conséquent *beaucoup* de CO_2 dans le sang, il peut *ne pas y avoir diminution* de CO_2 dans l'air expiré. La proposition de Gréhant n'est donc pas sans exception. Nous insistons sur notre résultat que nous croyons important.

2e Dyspnées cardio-pulmonaires

Nous abordons la partie la plus neuve de notre travail.

Personne n'a encore, à notre connaissance, fait de dosages de l'air expiré dans le cas de dyspnée cardio-pulmonaire, et nos résultats sont très nets dans des cas où la dyspnée était très intense.

Expérience I

Sainte-Marie, n° 35. (Service de M. le professeur Lépine).

Femme de 30 ans. Dilatation du cœur. Insuffisance mitrale, anasarque énorme. Albuminurie cardiaque.

Ballon rempli en 8 minutes (1).

Teneur en CO_2 de l'air expiré,   2.6.

  »   O   »   18,3.

Une seconde prise d'air est faite sur la même malade 3 jours avant la mort.

Ballon rempli en 12 minutes (2).

Teneur en CO_2 de l'air expiré,   2.2.

  »   O   »   18,7.

---

(1) En une heure :   air, 187 lit.
        CO_2, 485 c. c.

(2) En une heure :   air, 125 lit.
        CO_2, 2750 c. c.

Expérience II

Sainte-Marie, n° 36. (Service de M. le professeur Lépine.)

Jeune fille, 15 ans. Rétrécissement et insuffisance mitrales. Rétrécissement tricuspidien, asphyxie, asystolie. L'observation a été présentée dernièrement à la Société des sciences médicales, et sera publiée dans le courant du mois d'août.

Prise d'air faite 48 heures avant la mort.

Le sac de caoutchouc a été rempli en 11 minutes 15 secondes (1).

Teneur en CO_2 de l'air expiré, 1,8.

L'intérêt extrême de ces résultats nous a engagé à essayer de les reproduire artificiellement. Nous avons réalisé suffisamment la dyspnée cardio-pulmonaire en injectant de l'huile à des chiens par la veine jugulaire. Nous avons pu produire des embolies pulmonaires, et même des embolies cérébrales.

Nous avons fait plusieurs expériences sur les chiens en leur injectant de l'huile par la veine jugulaire, et toujours nous avons noté une diminution dans le volume de CO_2 exhalé.

Expérience I

Afin de pouvoir comparer les résultats après l'injection d'huile, nous pratiquons une première prise sur le chien à l'état normal ; cette prise étant faite, nous poussons notre injection, et nous faisons une seconde prise d'air.

Chien bouledogue du poids de 15 kil. Nous pratiquons la trachéotomie, et dix minutes après nous faisons une prise d'air.

Ballon rempli en 5 minutes 1/2. (2)

Teneur en CO_2 de l'air expiré, 3,6.

______

(1) En une heure : air, 125 lit. CO_2, 2250 c. c.

(2) En une heure : air, 283 lit. CO_2, 8180 c. c.

Un quart d'heure après la prise d'air, nous injectons à ce même chien, par la veine jugulaire, 25 c. cubes d'huile, en nous servant d'une seringue à vis, qui nous permet de pratiquer l'injection avec lenteur. Nous faisons une seconde prise d'air. Notre ballon se remplit en 6 minutes. La soupape d'expiration se soulève plus facilement que celle de l'inspiration (1).

Teneur en CO_2 de l'air expiré; 2,6.

Aussitôt après notre injection d'huile, le chien est pris d'hémiplégie à gauche. Mort 7 à 8 heures après l'expérience.

Expérience II

Sur un chien de 15 kilog. auquel on avait injecté, la veille, 4 litres d'air dans l'abdomen.

Après avoir pratiqué la trachéotomie, nous faisons une prise d'air. Notre ballon se remplit en 4 minutes 1/2. Au début de l'expérience, le chien a 16 respirations par minute, et le pouls fémoral bat à 105.

A la fin. — Respiration par minute, 20.
     Pouls   120.

La soupape de l'inspiration se soulève plus facilement que celle de l'expiration (2).

Teneur en CO_2 de l'air expiré : 3.1.

Nous injectons alors au même ch'en 30 c. cubes d'huile par la veine jugulaire en poussant l'injection moins lentement que pour la première expérience.

Aussitôt après l'injection, le chien a de violents accès de dyspnée, il bave abondamment.

Les mouvements respiratoires qui étaient au nombre de 20 par minute montent à 30, 35 et même 40.

---

(1) En une heure : air, 250 lit.
        CO_2 6,500 c. c.

(2) En une heure : air, 333 lit.
        CO_2, 10320 c. c.

Le cœur, qui au début avait 160 pulsations par minute, se ralentit après l'injection : 120 pulsations, puis s'affaiblit et s'accélère : 160. A la fin de l'expérience, il se ralentit et devient fort : 100 et finit par tomber à 80.

Nous attendons la fin des accès de dyspnée pour faire la prise d'air. Notre ballon se remplit en 5 minutes 1/2.

La soupape de l'inspiration se soulève plus facilement que celle de l'expiration (1).

Teneur en CO_2 de l'air expiré, 2,5.

Le chien détaché après l'expérience est abruti ; il reste en place sans présenter, comme le chien qui avait servi à la première expérience, des phénomènes d'hémiplégie. Le chien mourut huit à dix heures après l'expérience. A l'autopsie, nous trouvonst une écume fine dans la trachée et les bronches. Certains lobes sont atelectasiés. Les poumons paraissent un peu gras, sans contenir toutefois de gouttelettes graisseuses. Pas de traces d'huile visibles à l'œil nu.

Expérience III

Chien bouledogue, poids 13 kil.

Le chien n'a que 10 respirations par minute avant l'expérience. Ce chiffre ne s'élève pas à la fin de la prise d'air.

Ballon plein en 5 minutes.

La soupape d'inspiration se soulève plus facilement que celle de l'expiration (2).

Teneur en CO_2 de l'air expiré, 3,4.

Nous injectons à ce même chien 30 c. cubes d'huile dans la veine jugulaire, en poussant l'injection avec rapidité.

Nous notons aussitôt de la paralysie du côté gauche ; la tête

---

(1) En une heure : air, 272 lit. CO_2, 6800 c. c.

(2) Par heure : Air, 300 litres. CO_2, 10,200 c. c.

est déjetée à droite. La narine gauche est paralysée, la droite seule remue. Les mouvements respiratoires sont de 15 à 20 par minute. Le cœur est ralenti : 80 battements par minute.

Aussitôt après l'injection d'huile, le chien prit une crise ; il se débattit violemment sur sa gouttière, et à la suite des efforts faits pour essayer de se détacher, le chien eut de violents accès de dyspnée. Les crises survenaient toutes les deux minutes ; et demi-heure après l'injection, elles étaient assez espacées pour nous permettre de faire une prise d'air.

Ballon plein en 6 minutes (1).

Respiration par minute, 20.

Pouls toujours fort. 80.

Teneur en CO^2 de l'air expiré, 2,1.

3° Dyspnées dyscrasiques

Ici très peu de faits, mais l'abondance est inutile, tant il est clair que, dans ce cas, la dyspnée ne puisse être accompagnée que d'une diminution de CO^2. *En effet il s'en fait peu dans le sang.*

Agonie chez une jeune fille de 17 ans, diabétique.

Ballon rempli en 12 minutes (2).

Teneur en CO^2 de l'air expiré, 1,4.

Expérience faite sur un chien bouledogue du poids de 14 kilog. 500.

5 mai. — On injecte dans l'estomac de ce chien 1 gr. d'acide pyrogallique dans 50 gr. d'eau.

Six heures après l'injection, on recueille l'urine. Celle-ci a fortement la couleur de l'iode.

(1) Par heure : Air, 255 litres.
 CO^2, 5,350 c.c.

(2) Par heure : Air, 125 litres.
 CO^2, 1,750 c.c.

6 mai. — Nouvelle injection de 1 gr.

7 mai. — Troisième injection. Total, 3 gr.

Le chien n'a pris aucune nourriture depuis 5 jours.

Nous pratiquons la trachéotomie, et nous faisons une prise d'air.

Ballon rempli en 6 minutes (1).

Respiration par minute, 20.

Pouls fémoral, 100.

Teneur en CO_2 de l'air expiré, 1,06.

Dans toutes les expériences précédentes le chiffre centésimal de CO_2 contenu dans l'air expiré est diminué par rapport à l'état normal ; il est à noter qu'il est aussi exact que possible ; nous n'avons rien négligé pour que nos dosages fussent rigoureux.

Ce sont les chiffres importants de notre travail. Quant aux chiffres indiquant la quantité d'air et de CO_2 exhalé par heure, et que nous avons mis en note, ils n'ont qu'une valeur limitée, par la raison que n'ayant à notre disposition qu'un ballon de 25 litres, nous n'avons pu suffisamment prolonger la durée de chaque expérience. M. Regnard opérait avec un ballon de 200 litres ; pour ce motif en supposant que nous ayons opéré avec son habileté, ce qui n'est pas, nous étions nécessairement exposé à des erreurs dix fois plus fortes que les siennes.

Bien que nous reconnaissions cette imperfection, nous ne croyons pas que nos chiffres soient dénués de valeur ; en général, ils nous représentent un fait remarquable : la diminution de la ventilation pulmonaire.

(1) Par heure : Air, 250 litres.
  CO_2, 2,900 c.c.

5

Il y aurait donc non-seulement diminution centésimale de CO^2 dans la plupart des cas de dyspnée, mais
même diminution absolue (1).

Quelque paradoxal que puisse paraître au premier
abord ce résultat, ce n'est pas un motif pour contester
a priori son exactitude ; il se peut que le CO^2 soit produit en beaucoup moins grande abondance (Raoult,
Regnard (2), Friedlander et Herter) (3) et que par conséquent, comme l'ont nettement indiqué MM. Gréhant
et Quinquaud, il n'y ait pas d'accumulation de CO^2 dans
le sang, mais au contraire une proportion de ce gaz
moindre qu'à l'état normal.

Cela est certainement fort difficile à expliquer et, en
tous cas, ne saurait être généralisé pour la raison que
les symptômes cliniques montrent clairement, dans beaucoup de cas, de l'asphyxie évidente, de la cyanose de la
face et des extrémités, c'est-à-dire une accumulation de
CO dans l'économie qui peut être due en partie à une
rétention momentanée.

Dans les dyspnées, la ventilation pulmonaire est certainement exagérée ; deux cas peuvent se présenter : ou
bien la fréquence de la respiration est telle qu'elle amène
une énorme diminution de la proportion centésimale
et, par suite, une diminution absolue de l'excrétion de

(1) Pas dans tous. (Voir plus haut nos expériences sur le rétrécissement
de la trachée.)

(2) *Annales de Physique et de Chimie*, 1876.

(3) *Zeitschrift für phys., Chemie* II.

C O², — ou bien, et c'est probablement le cas le moins fréquent, l'augmentation de la ventilation pulmonaire est telle que le C O² est, dans un temps donné, éliminé en plus grande quantité, malgré la diminution de la proportion centésimale — c'était le cas dans une des expériences de Lossen que nous avons citée dans l'introduction (1).

Dans ce dernier cas, la dyspnée, si elle n'est pas volontaire, tient à la diminution de l'oxygène du sang, ou bien elle est sous la dépendance d'une excitabilité exagérée du centre respiratoire; de même que l'asystolie tient à une excitabilité exagérée des centres nerveux (centraux ou périphériques) qui règlent les contractions cardiaques.

Dans le cas précédent, où l'élimination centésimale et absolue de CO² est diminuée, le centre respiratoire en augmentant la fréquence des respirations, diminue, comme nous l'avons vu, l'excrétion de CO², à moins que la dyspnée tienne uniquement à la diminution d'oxy-

---

(1) En voici un autre exemple que j'emprunte à M. Berg. — Il s'agit de l'effet produit par l'injection d'une dose un peu forte d'alcool (180 gr. à 58°).

	Avant.	Après.	o/o.
Fréquence en une minute	9,9	10,6	107
Volume d'air en une heure (en litres).	300	432	142
Volume d'une expiration (en c. c.). .	345	461	133
Excrétion de C O² en une heure . .			137
Excrétion de C O² dans une expiration			130
C O² pour 100 air	4,08	3,82	94

gène du sang; il y a, dès lors, cercle vicieux : l'augmentation de la fréquence accumule le CO_2 en plus grande quantité dans le sang, d'autant plus que ce gaz est produit en plus grande abondance à cause des mouvements musculaires ; et l'augmentation de CO_2 dans le centre respiratoire trop excitable accélèrela respiration.

Il en est de même dans les cas d'asystolie, où le cœur s'épuise en systoles incomplètes. On peut employer une comparaison plus éloignée, c'est le cas du nageur inexpérimenté qui précipite ses mouvements au lieu de les accomplir avec une lenteur rhythmée qui les rende efficaces.